DE L'ANKYLOSE

CONSÉCUTIVE AUX ARTHROPATHIES RHUMATISMALES

ET DE SON TRAITEMENT PRÉVENTIF

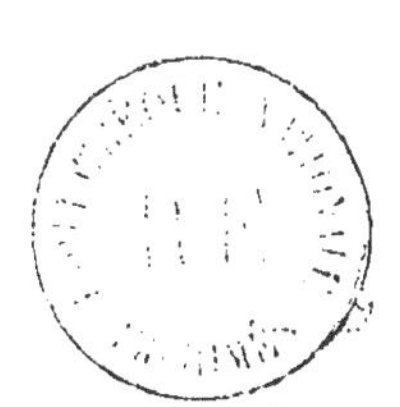

PAR

Le Dr Gaston LE MERCIER

Docteur en médecine de la Faculté de Paris
Ancien externe des hôpitaux de Paris
Ancien interne des hôpitaux du Havre

PARIS

G. STEINHEIL, ÉDITEUR

2, RUE CASIMIR-DELAVIGNE, 2

1892

DE L'ANKYLOSE

CONSÉCUTIVE AUX ATHROPATHIES RHUMATISMALES

ET DE SON TRAITEMENT PRÉVENTIF

IMPRIMERIE LEMALE ET Cie, HAVRE

DE L'ANKYLOSE

CONSÉCUTIVE AUX ARTHROPATHIES RHUMATISMALES

ET DE SON TRAITEMENT PRÉVENTIF

PAR

Le Dr Gaston LE MERCIER

Docteur en médecine de la Faculté de Paris
Ancien externe des hôpitaux de Paris
Ancien interne des hôpitaux du Havre

PARIS

G. STEINHEIL, ÉDITEUR

2, RUE CASIMIR-DELAVIGNE, 2

1892

DE L'ANKYLOSE

CONSÉCUTIVE AUX ARTHROPATHIES RHUMATISMALES

ET DE SON TRAITEMENT PRÉVENTIF

AVANT-PROPOS

Si, dans la plupart des cas, une attaque de rhumatisme articulaire aigu ne laisse pas de reliquats dans les jointures qui ont été atteintes, il en est cependant un certain nombre dans lesquels des raideurs consécutives prolongent notablement l'impotence fonctionnelle. Nous avons eu l'occasion, pendant les quelques mois que nous avons passés comme interne dans les hôpitaux du Havre, d'observer plusieurs rhumatisants qui, sortis soi-disant guéris de l'hôpital, y revenaient réclamer des soins pour les raideurs articulaires persistantes qui les empêchaient d'exercer leur profession.

Notre maître, M. le Dr Leprévost, a attiré notre attention sur la fréquence des cas de ce genre et nous a proposé leur étude comme sujet de notre thèse.

Nous trouvons cette question à peine signalée dans les auteurs classiques. Cependant, M. Besnier (1) s'exprime ainsi à ce propos : « Quelques patients semblent sortir de l'attaque de rhumatisme articulaire aigu avec une assez grande promptitude, non seulement au point de vue du rétablissement des forces, mais encore sous le rapport des arthropathies ; cependant, si l'on veut bien voir les choses d'un peu près et suivre les malades pendant quelque temps, on s'assurera que cette convalescence n'est pas aussi parfaite qu'elle le paraît et ce serait singulièrement s'abuser que de compter le temps absolu que dure un rhumatisme articulaire par la durée du séjour à l'hôpital, ou même par le moment où le malade se soustrait à l'observation exacte de son médecin..... C'est une erreur trop généralement répandue, même parmi les médecins, que la médication se termine au moment où la convalescence commence, et, dans les hôpitaux comme dans la pratique civile, on n'apporte pas assez d'attention sur ce sujet ».

Et M. Besnier indique l'utilité du massage, de la compression, de la révulsion, des douches locales à appliquer aux jointures qui ont été touchées par le rhumatisme. Sans exclure ces procédés thérapeutiques, que nous considérons comme des adjuvants précieux, nous pensons que l'on peut attendre des résultats meilleurs encore de la mobilisation précoce des jointures, et c'est sur ce point que nous nous proposons d'insister particulièrement.

Nous essaierons donc dans la première partie de notre

(1) *Dict. encycl. des sc. méd.*, art. Rhumatisme.

travail, de montrer l'importance des reliquats que peut laisser le rhumatisme articulaire aigu dans les articulations qu'il a touchées.

Dans la seconde nous étudierons les moyens les plus propres à combattre et à prévenir ces lésions, et surtout la mobilisation des articulations.

Mais avant de poursuivre ce travail, nous tenons à témoigner toute notre reconnaissance à nos maîtres des hôpitaux de Paris, MM. les Drs Luys et Hutinel, MM. les professeurs Jaccoud et Pinard.

C'est avec un profond respect que nous rendons hommage à la mémoire de deux maîtres regrettés qui avaient droit à toute notre gratitude, M. le Dr Féréol, de Paris, et M. le Dr Piasecki, du Havre, mort tout récemment victime de son dévouement, à la fin de la terrible épidémie de choléra qui sévissait naguère sur notre ville.

M. le Dr Leprévost, chirurgien de l'Hospice Général du Havre, nous a témoigné, depuis le début de nos études médicales, la plus grande sollicitude et nous a donné d'excellentes leçons dont nous tenons à le remercier tout particulièrement; il a mis le comble à sa bienveillance en nous fournissant le sujet de cette thèse inaugurale; nous le prions de croire à notre respectueux attachement.

M. le professeur Tillaux, qui a été l'un de nos premiers maîtres et qui a bien voulu accepter la présidence de cette thèse, a un double titre à notre reconnaissance dont nous le prions de vouloir bien agréer l'assurance.

PREMIÈRE PARTIE

---

§ 1. — **Rapports de l'arthropathie rhumatismale avec les arthrites aiguës.**

Par leurs symptômes et par leurs lésions anatomiques, les déterminations articulaires du rhumatisme sont de véritables arthrites.

En effet, l'arthropathie rhumatismale se manifeste : par une douleur spontanée qu'exagèrent la pression et les mouvements, par du gonflement, par de la rougeur qui n'est pas seulement localisée à l'articulation, mais qui dessine les prolongements de la synoviale et les gaines tendineuses périarticulaires, enfin par une élévation de la température locale et souvent par un épanchement plus ou moins abondant. Ajoutons que tous ces phénomènes s'accompagnent d'une fièvre plus ou moins forte.

Lorsqu'on peut examiner une jointure atteinte de rhumatisme articulaire aigu, on constate qu'elle contient un liquide limpide en quantité variable et que les synoviales sont injectées et épaissies.

A l'examen histologique, on voit que le liquide épanché tient en suspension des flocons muqueux ou fibrineux, très peu de leucocytes.

Les cellules situées dans les franges de la synoviale

sont en voie de prolifération. Les cartilages sont aussi le siège d'une irritation nutritive : des capsules secondaires se forment, et les cellules cartilagineuses se multiplient, surtout au voisinage de la surface articulaire (Cornil et Ranvier). Le périoste et les os présenteraient, suivant quelques auteurs (Hasse, Kusmaul), des lésions mal déterminées.

Tous ces caractères ne sont-ils pas ceux des arthrites séreuses ?

Cependant l'arthrite rhumatismale présente quelques caractères différentiels.

Par exemple, si les jointures superficielles sont généralement érythémateuses, les grandes jointures ne présentent souvent qu'une fluxion blanche : il y a gonflement, œdème, sans changement de coloration de la peau.

La multiplicité des arthrites rhumatismales est encore un de leurs caractères propres. Mais ce qui les distingue des autres arthrites, ce qui leur donne une physionomie toute spéciale, c'est surtout leur mobilité, leur marche rémittente et leur terminaison ordinaire par une résolution rapide et complète.

« Le plus habituellement, dit M. Besnier, l'affection ne laisse dans les articulations atteintes que des altérations anatomiques ou fonctionnelles de peu d'importance. Mais dans les cas de rhumatisme articulaire aigu prolongé, alors que le processus irritatif a longtemps persisté dans certaines jointures, on peut voir survivre à la période de douleur et de phlegmasie aiguë, de la douleur et de la raideur dans les mouvements spontanés et surtout communiqués. »

M. Dieulafoy signale les craquements et froissements articulaires comme assez fréquents après l'attaque de rhumatisme articulaire aigu.

Nous allons plus loin que ces auteurs et nous soutenons que l'arthrite rhumatismale, bien qu'elle ne suppure pas, peut, comme les arthrites franchement inflammatoires, laisser après elle des lésions plus graves.

Il est bien entendu que nous ne voulons pas parler ici des arthrites blennorrhagiques ni des arthrites chroniques auxquelles aboutit quelquefois le rhumatisme articulaire aigu. Nous ne faisons pas davantage allusion aux lésions du rhumatisme déformant ni même à celles du rhumatisme chronique simple. L'ankylose consécutive à cette forme de rhumatisme est bien connue et elle est indiquée par tous les auteurs.

Quant au rhumatisme articulaire subaigu, il a été beaucoup moins étudié. Parmi les auteurs que nous avons consultés, M. Besnier seul le mentionne comme capable d'engendrer l'ankylose : « Les lésions consécutives, dit M. Besnier (1), sont beaucoup plus importantes et plus résistantes (que dans la forme aiguë), les altérations fonctionnelles, les craquements articulaires, la sclérose périarticulaire, les pseudo-ankyloses beaucoup moins rares. Contraste bien remarquable avec le rhumatisme articulaire aigu qui, même après ses formes les plus graves, ne laisse qu'exceptionnellement des lésions consécutives de cet ordre ; rapprochement manifeste, au contraire, avec les formes chroniques de l'affection ».

(1) E. Besnier. *Loc. cit.*

Il nous paraît intéressant de rechercher les lésions qui peuvent en résulter.

Nous nous occuperons donc des raideurs articulaires laissées par le rhumatisme articulaire aigu et subaigu, raideurs plus ou moins accentuées, quelquefois si graves qu'elles vont jusqu'à l'ankylose, dans tous les cas intéressantes puisqu'elles causent une impotence fonctionnelle fort gênante.

Il nous arrivera quelquefois d'employer, pour plus de simplicité, l'expression ankylose rhumatismale, on saura qu'il s'agit seulement de l'ankylose consécutive au rhumatisme articulaire aigu ou subaigu.

§ 2. — **Lésions de l'ankylose rhumatismale.**

On a rarement l'occasion de constater les lésions d'une jointure ankylosée par le rhumatisme articulaire aigu ; cependant la résection de l'article, qui a dû être pratiquée dans certains cas, équivaut sous ce rapport à une autopsie et donne des renseignements précis, que nous reproduirons un peu plus loin. En général, on ne peut apprécier que les signes extérieurs de l'ankylose et soupçonner seulement les lésions correspondantes.

Lorsqu'on examine une articulation ankylosée ou simplement enraidie par le rhumatisme articulaire aigu, on peut trouver, en effet, à peu près tous les symptômes ordinaires de l'ankylose, vraie ou fausse, complète ou incomplète, symptômes desquels on peut déduire les altérations probables de la jointure.

Si on essaie d'imprimer des mouvements à l'articulation, la main peut percevoir des frottements, qui indiquent un certain dépoli des surfaces articulaires ou des gaines tendineuses voisines ; la localisation de ces froissements au niveau de l'interligne ou le long des tendons périarticulaires, leur intensité (crépitation neigeuse dans un cas, véritable frottement dans l'autre) permettent d'attribuer les lésions à l'un ou à l'autre de ces organes. On peut encore sentir ou entendre des craquements dans l'articulation : c'est que l'altération des cartilages est plus profonde, les os eux-mêmes sont atteints ; il se forme des ecchondroses et des ostéophytes qui rendent les mouvements plus pénibles.

Mais, dans tous ces cas, la mobilité de la jointure plus ou moins diminuée d'amplitude, existe toujours. Les mouvements peuvent même être spontanés.

A un degré plus avancé, les mouvements sont abolis partiellement ou totalement; il y a ankylose proprement dite. La perte incomplète des mouvements indique des adhérences évidemment fibreuses; l'immobilité complète correspond à des adhérences osseuses, ou tout au moins à des adhérences fibreuses très serrées. Ces dernières se reconnaîtraient, d'après Malgaigne, à la douleur produite par les tentatives de mobilisation, douleur qui n'existerait pas dans le cas de soudure osseuse.

L'ankylose peut être fausse, et alors l'immobilité est due aux lésions des tissus périarticulaires; le plus souvent, ce sont les muscles rétractés ou contracturés qui s'opposent au mouvement, et le diagnostic exact ne se fait guère qu'avec l'anesthésie, c'est-à-dire en supprimant la douleur et en produisant la résolution musculaire. D'ailleurs la rétraction musculaire peut coexister avec la soudure osseuse, comme nous le verrons plus loin.

Ajoutons que l'ankylose peut se faire dans une attitude vicieuse, soit que celle-ci ait été primitivement causée par un épanchement abondant, soit qu'elle ait été produite par la rétraction des tissus musculaires ou fibreux. L'attitude vicieuse peut même s'accompagner de subluxations, que révèle une palpation attentive.

Enfin l'atrophie musculaire est une lésion concomitante de l'ankylose facile à constater; elle existe non seulement dans le cas d'ankylose ancienne, mais immédiatement après l'attaque de rhumatisme on observe souvent une impotence musculaire que M. Dieulafoy appelle parésie rhumatismale et à laquelle il attribue la gêne notable persistant après la disparition de la fièvre et de la douleur. Quelquefois même, il y a une véritable amyotrophie aiguë (Gubler).

Tous ces symptômes ont été constatés dans les observations d'ankylose rhumatismale que nous rapportons.

Étudions maintenant les lésions qui ont été notées au cours des résections opérées pour ankylose rhumatismale.

Tous les tissus articulaires et périarticulaires peuvent être atteints, sauf la peau et le tissu cellulaire souscutané, qui cependant participent au processus inflammatoire de l'artropathie rhumatismale aiguë.

Du côté du système musculaire, on a trouvé non seulement de l'atrophie, mais de la rétraction, de la sclérose. Les tendons peuvent être immobilisés dans leurs gaines par des adhérences fibreuses.

Les ligaments peuvent être également rétractés.

Mais les lésions les plus importantes sont certainement celles que présentent les surfaces articulaires.

Les deux observations du docteur Dubujadoux nous montrent ces lésions en voie de formation, et, à ce titre, elles offrent un intérêt particulier : la synoviale a été trouvée tapissée de villosités épaisses. La cavité articulaire était comblée par un feutrage d'adhérences molles et très vasculaires ; c'était évidemment là un tissu embryonnaire qui, sans l'intervention, se serait organisé en tissu osseux.

L'état des cartilages n'est, malheureusement, pas indiqué dans ces deux observations. Dans les observations de M. Ollier, ils avaient disparu, transformés en tissu osseux, et la soudure était si complète que les différents os étaient confondus en un seul, les interlignes détruits, et nous voyons qu'il a fallu, pour les rétablir, se servir du ciseau ; même, dans un cas de résection de la hanche, il a fallu creuser une nouvelle cavité cotyloïde après avoir réséqué les os soudés, et sculpter une articulation nouvelle.

Le tissu osseux de nouvelle formation provient des cartilages et du périoste, qu'on a trouvé épaissi dans certains cas. Il peut encore provenir de l'infiltration calcaire des tractus fibreux. On peut trouver dans une même articulation des adhérences osseuses et des adhérences fibreuses.

Toutes les lésions que nous venons d'énumérer sont celles de l'ankylose par fusion, à ses différents degrés.

Nous n'avons pas trouvé d'exemple d'ankylose périphérique dans les observations que nous avons pu recueillir et que nous allons reproduire maintenant.

Observation I (1). — *Résection du poignet pour une ankylose osseuse de nature rhumatismale. Main en position vicieuse; perte des mouvements d'opposition. Raideur des gaines tendineuses antérieure à l'opération. Ablation de tous les os du carpe soudés entre eux, au radius et aux métacarpiens correspondants.*

J.-P. B..., mégissier, 38 ans, d'Annonay (Ardèche). — A la suite d'un travail dans un étang, maladie fébrile qui le retint près de trois mois au lit; il reprit ensuite son ancien travail de mégissier, et c'est en travaillant dans les lieux humides, qu'il fut pris, il y a trois ans, d'un rhumatisme subaigu qui gagna successivement diverses articulations, en s'accompagnant de temps en temps de mouvements fébriles.

Entrée à la clinique le 16 mars 1887. — A ce moment, le poignet, le coude et l'épaule gauche sont plus ou moins ankylosés; le poignet est absolument soudé. Les articulations métacarpo-phalangiennes, également raides, sont cependant susceptibles de quelques petits mouvements quand on agit sur elles avec force. Les tendons extenseurs et fléchisseurs glissent incomplètement dans leurs gaines, qui sont enraidies comme toutes les synoviales de la main.

On soumet immédiatement le malade à des massages réguliers, aux bains de vapeur et à un traitement interne (alcalins et iodure de potassium). On l'anesthésie pour lui faire une séance de rupture forcée. Ce traitement continué pendant trois mois, et interrompu seulement pendant vingt jours par une bronchite grave, améliora la mobilité de toutes les articulations

(1) Ollier. *Traité des résections*, t. II, p. 502.

et des tendons des doigts dans leurs gaines. Mais le poignet était toujours aussi immobile et le pouce toujours aussi incapable d'opposition.

Les articulations métacarpo-phalangiennes avaient sensiblement gagné, mais comme mobilité passive seulement. Les muscles interosseux étaient toujours incapables d'agir efficacement. La première phalange se fléchissait à peine ; l'extension des deux dernières était incomplète. La main est atrophiée dans ses muscles propres (interosseux, muscles des éminences thénar et hypothénar) ; elle a une forme effilée ; elle est immobilisée en flexion palmaire ; pas de tuméfaction ; peau normale.

Résection du poignet le 13 juin 1887. — Avant de commencer la résection on essaye encore, mais sans succès, de faire plier le poignet ; le cubitus seul était mobile sur le radius et le cartilage triangulaire. On fléchit et on assouplit toutes les phalanges. M. Ollier fait d'abord son incision dorsale habituelle, suivant le tendon extenseur de l'index et se prolongeant en haut entre ce tendon et celui de l'extenseur du pouce ; il pénètre sur les os du carpe, qu'il découvre en détachant le périoste qui les revêt. On reconnaît alors que tous les os sont soudés et que leurs interlignes sont confondus. La deuxième incision latéro-cubitale du procédé ordinaire est pratiquée. Ces incisions sont faites sur une grande longueur pour bien découvrir les parties. On se réserve d'ajouter plus tard des incisions supplémentaires.

Le carpe découvert, M. Ollier enfonce le ciseau à peu près au niveau de l'interligne médio-carpien en se guidant sur quelques points non ossifiés ; il brise de cette manière, en appliquant le ciseau sur les divers points, la plupart des adhérences osseuses. Puis, par un mouvement forcé de flexion du poignet, il fait céder le reste des adhérences et rétablit la mobilité des deux rangées du carpe.

Procédant alors à la dénudation de la rangée supérieure et laissant volontairement une partie du périoste adhérer aux os enlevés, il découvre l'interligne radio-carpien, qu'il rétablit avec le ciseau. Puis il enlève en deux fragments la première

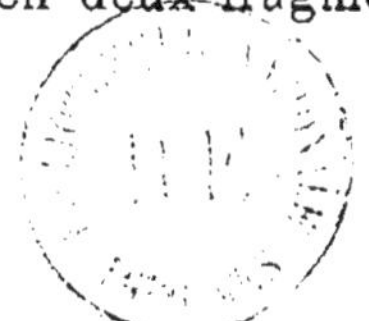

rangée du carpe, en soulevant chaque fragment et le dénudant avec les plus grandes précautions au niveau de la face antérieure.

La loge carpienne déjà libérée par l'extraction de la première rangée, on procède à la résection de la seconde, en continuant par le grand os et le trapézoïde, puis par l'os crochu et enfin par le trapèze. L'ablation préalable de tous les autres os rendit possible l'introduction du ciseau entre le trapèze et son métacarpien, sans faire d'ouverture spéciale à la peau au niveau de l'articulation de ces deux os. Le périoste palmaire étant épaissi et pouvant donner lieu consécutivement à des ossifications, fut raclé avec une curette tranchante pour être débarrassé de ses éléments ostéogènes.

Les suites de cette opération furent très simples et l'on put commencer les mouvements lors du premier pansement, fait huit jours après et dans lequel on trouva la plaie cicatrisée, excepté au niveau du passage des drains ; pas une goutte de pus.

Dès le lendemain de l'opération, du reste, on avait recommandé au malade de s'exercer à remuer les doigts. On mit tout le soin possible à mobiliser les articulations enraidies, et on s'attaqua surtout aux métacarpo-phalangiennes, dont la raideur était toujours le principal obstacle à surmonter.

L'atrophie des interosseux fut combattue par l'électricité ; on fit tous les exercices passifs et actifs propres à assouplir les tendons des doigts et à maintenir les mouvements du poignet.

Plusieurs poussées rhumatismales, qui retentirent toujours sur la région opérée, vinrent contrarier le traitement ; mais, malgré ces difficultés, les mouvements propres du poignet augmentèrent peu à peu et ceux du pouce se rétablirent complètement.

Neuf mois après l'opération, les mouvements des articulations métacarpo-phalangiennes, presque nuls auparavant, ont notablement gagné, mais ne dépassent pas encore la moitié de leur excursion normale.

Les articulations interphalangiennes sont plus libres. Nous

ne signalons pas les résultats de la résection osseuse, qui ne sont pas, à notre point de vue, le fait le plus important.

Nous avons reproduit tout au long cette observation, parce que la description de l'opération montre bien la solidité de l'ankylose : les os étaient complètement soudés, leurs interlignes confondus; c'est en vain qu'on a tenté la flexion forcée du poignet sous le chloroforme avant d'en venir à l'opération sanglante. Enfin nous y notons l'épaississement du périoste palmaire. Nous ferons plus loin quelques remarques sur les suites de l'opération et les soins appliqués.

M. Ollier, dans son Traité des résections (1), signale encore, à propos des indications de la résection de la hanche, deux cas d'ankylose due au rhumatisme articulaire aigu ayant amené des attitudes vicieuses aussi bizarres que malheureuses, reproduites dans les figures 303 et 304 de l'ouvrage.

Le premier sujet, abandonné à lui-même au cours d'un rhumatisme articulaire aigu, présentait une ankylose bilatérale de la hanche, ankylose symétrique en flexion à angle aigu qui ne lui permettait la marche qu'à quatre pattes.

Chez le second, les hanches, les genoux, les cous-de-pied étaient immobilisés par des adhérences osseuses ou ostéo-fibreuses. La colonne vertébrale était partiellement ankylosée. Ce malade gardait le lit depuis 6 ans lorsque M. Ollier lui fit la première résection, celle de la hanche droite. Lorsqu'il était couché sur le dos, la ligne inter-

(1) Ollier. *Op. cit.*, t. III, p. 85, et s.

fessière étant perpendiculaire à l'horizon, les fémurs étaient presque parallèles au plan antérieur du corps, les jambes étaient fléchies à angle obtus, presque droit, sur les cuisses. Cet homme vivait pelotonné sur lui-même ; il devait, comme le précédent, au rhumatisme articulaire aigu ces déformations complexes. M. Ollier lui réséqua successivement les deux hanches et les deux genoux.

Observation II (1). (Analyse d'une observation de Volkmann par Ollier.) — *Ankyloses multiples sur le même sujet ayant nécessité la résection des deux hanches et des deux genoux, le redressement des deux pieds par l'ostéoclasie et l'amputation d'un des pieds dans le métatarse.*

Sujet âgé de 22 ans, atteint de rhumatisme articulaire très douloureux et à répétition, si bien qu'en fin de compte il en résulta une ankylose des deux hanches, des deux genoux et des deux articles tibio-tarsiens.

Les articulations coxo-fémorales étaient ankylosées à angle droit ; les genoux formaient un angle aigu saillant ; les pieds étaient en équinisme, l'un d'eux avait du valgus et l'autre du varus. Les orteils étaient absolument déformés et rétractés.

Le sujet était d'une forte constitution ; sa charpente osseuse paraissait solide et bien développée. Il se trouvait depuis 5 ans au lit.

Lorsque Volkmann le vit, il ne pouvait se tenir ni assis ni sur le dos ; il ne pouvait non plus se retourner dans le lit, vu l'impossibilité absolue de se mouvoir.

C'est par une série de cinq opérations sanglantes et de deux ostéoclasies qu'on parvint à rendre sa situation tolérable : à la

(1) Ollier. *Traité des résections*, t. III, p. 88.

hanche droite on fit une ostéotomie, à la hanche gauche une résection. Les deux genoux furent réséqués. On changea la position de l'ankylose double tibio-tarsienne à l'aide de l'ostéoclasie. Enfin on fit une amputation métatarsienne, à cause de la déformation très accusée de l'extrémité du pied.

Volkmann s'est demandé, avant d'entreprendre les opérations ci-dessus désignées, s'il ne pourrait pas traiter ces ankyloses par l'ostéoclasie. Les contractures musculaires, la constitution de l'ankylose elle-même s'y opposèrent pour la hanche et les genoux. Aux pieds, au contraire, tout faisait espérer un bon résultat par l'ostéoclasie.

Ce qui gênait peut-être le plus le malade, c'était la posltion en équinisme et en valgus du pied droit : ce qui décida le chirurgien à commencer par là, c'est-à-dire à rompre les ankyloses du pied par le brisement forcé qui s'opéra dans les os du tarse.

Six mois après (18 janvier 1881) dans la même séance on pratiqua sur le membre inférieur gauche l'ostéotomie sous-trochantérienne et la résection du genou. La portion osseuse enlevée dans cette dernière résection avait au moins six centimètres de hauteur et intéressait le fémur, le tibia et toute la rotule. L'ankylose était si serrée qu'il eût été impossible de délimiter exactement aucun de ces os.

Le 25 juin 1881, amputation métatarsienne à droite pour remédier à la mauvaise situation des doigts de pied qui étaient fortement fléchis sur la face plantaire et n'auraient jamais pu supporter le poids du corps. L'autopsie de la partie enlevée montra des points où l'ankylose était complète, d'autres où il n'y avait que de l'inflammation chronique. Guérison.

1er juin 1882. Résection de la hanche gauche. Il fallut enlever la tête et le col du fémur et sculpter une nouvelle cavité cotyloïde pour y établir l'extrémité de la diaphyse fémorale, convenablement arrondie.

Guérison par première intention.

1er novembre 1882. Résection du genou gauche. On fit l'ablation de l'articulation ankylosée, y compris la rotule. Réunion par première intention.

Le résultat final fut très satisfaisant. Le malade pouvait se lever et se mouvoir, après un séjour au lit de sept ans; il pouvait même marcher, quoique difficilement.

Nous trouvons dans le *Bulletin médical* (1) la relation de deux arthrotomies pratiquées par M. le Dr Dubujadoux sur des articulations atteintes de rhumatisme articulaire aigu à forme grave. Les deux observations ont été publiées dans les *Archives de médecine militaire.*

Observation III. — Dans le premier cas, il s'agit d'un Italien de 24 ans, employé aux chemins de fer algériens, vigoureux, sans antécédents morbides ou alcooliques, qui est pris brusquement d'une atteinte de rhumatisme se localisant sur le genou. Sous l'influence du salicylate, la fièvre et la douleur disparaissent rapidement, mais le malade indocile, marchant, malgré la défense qui lui en avait été faite, l'état du genou s'aggrave. Son volume augmente; l'œdème envahit la jambe et la cuisse; à travers le gonflement, on sent autour du fémur une induration épaisse, en forme de manchon, qui englobe l'os depuis les condyles jusqu'au tiers moyen; l'os est très sensible. Malgré le salicylate et les vésicatoires, le malade maigrit, perd le sommeil; l'œdème envahit tout le membre inférieur qui s'infléchit peu à peu, le malade ne voulant pas supporter la gouttière.

Redoutant soit des lésions osseuses persistantes, soit la purulence de l'épanchement, le Dr Dubujadoux pratique l'arthrotomie. Sous le spray, on fait deux incisions de douze centimètres allant du cul-de-sac supérieur au bec de la rotule; il

(1) *Bull. méd.*, 1890, no 95, p. 1062.

sort une cuillerée de liquide; les culs-de-sac sont garnis de villosités épaisses. Lavage abondant à l'eau phéniquée forte, puis injection d'éther iodoformé; drainage et suture.

La fièvre persista pendant dix jours encore, mais sans empêcher le malade de dormir et de s'alimenter.

Au bout de trente-quatre jours il quittait l'hôpital et le quarante-deuxième il cherchait du travail.

Observation IV. — Le deuxième malade, un Italien de trente-sept ans, employé de bureau, depuis un an en Algérie, sans antécédents morbides, est pris brusquement de rhumatisme articulaire avec localisation aux deux genoux. Les articulations tibio-tarsiennes, métacarpo-phalangiennes se prennent successivement. Sous l'influence du traitement, ces arthropathies guérissent, sauf celle du genou droit qui, au trente-troisième jour de la maladie présente l'état décrit dans l'observation précédente.

En outre l'état général est devenu très mauvais; la fièvre, l'insomnie, les douleurs persistent, malgré les divers remèdes employés, et le malade, à bout de patience, consent à toute espèce d'opération pourvu qu'il soit soulagé.

L'opération est pratiquée comme dans le premier cas. On trouve l'articulation comblée par un feutrage d'adhérences molles, dont la déchirure amène une hémorrhagie en nappe assez abondante. L'opération est suivie d'une détente dans l'état général et dans l'état local, et les douleurs disparaissent, l'appétit renaît, le sommeil revient.

Au bout de trente-quatre jours le malade se lève et commence à marcher; vingt jours après il sort de l'hôpital. A ce moment, la marche se fait à l'aide d'un bâton; les mouvements ne dépassent pas la demi-flexion. Ultérieurement la marche est redevenue plus facile, le genou a repris son aspect, mais la flexion est restée au-dessous de la normale, ce qui tient peut-être, dit l'auteur, à ce que l'on a trop tardé à imprimer des mouvements à l'articulation.

Nous citons ces deux observations au point de vue des lésions qu'elles montrent dans l'articulation ouverte. Mais nous ne saurions conseiller d'imiter, en pareil cas, la conduite du docteur Dubujadoux, car l'arthrotomie, au lieu de prévenir l'ankylose, pourrait la favoriser.

DEUXIÈME PARTIE

Traitement de l'ankylose rhumatismale.

Nous avons vu quelle est l'importance des lésions que peut laisser dans les articulations le rhumatisme articulaire aigu.

Quant à leur fréquence relative, nous n'avons pas de données précises. Cependant, si l'on envisage la négligence habituelle des malades qui, débarrassés de la fièvre et des douleurs, se considèrent comme guéris et cessent tout traitement, on peut penser qu'un grand nombre s'exposent aux raideurs articulaires consécutives, et que si la plupart y échappent, c'est que les arthrites rhumatismales ont une tendance naturelle à la résolution. Mais, lorsque les jointures restent enraidies, l'impotence qui en résulte est attribuée par le malade à ce qu'il appelle un reste de ses douleurs et considérée par lui comme une misère sans gravité. C'est seulement quand il est découragé de ne pouvoir reprendre son travail, quand il voit qu'au lieu de s'assouplir ses jointures deviennent de plus en plus rebelles, c'est alors seulement qu'il vient réclamer de nouveaux soins. D'autre part, les essais de mobilisation des articulations enraidies provoquent généralement de la douleur, que les malades redoutent et qui les encourage encore à l'expectation.

Ainsi l'insouciance et la pusillanimité des malades sont les deux facteurs principaux grâce auxquels les lésions de l'ankylose progressent et peuvent arriver, nous l'avons vu, jusqu'à la fusion osseuse complète. Quelquefois aussi, il faut bien l'avouer, le médecin contribue un peu à ce résultat par sa négligence, en accordant l'exeat au malade qui se dit guéri, sans contrôler son dire, sans s'assurer du bon fonctionnement de ses jointures et sans le prévenir de ce qui peut lui arriver.

Et quand bien même l'ankylose serait rare à la suite du rhumatisme articulaire aigu ou subaigu, il suffit qu'elle soit possible pour mériter une attention toute spéciale.

Car c'est une lésion grave, non pas au point de vue de la vie, mais au point de vue fonctionnel. Et même, lorsque l'ankylose atteint l'articulation de la mâchoire inférieure, l'alimentation devient très difficile et la vie se trouve en question.

Aussi, lorsque l'ankylose est constituée, il faut lui porter remède; lorsqu'elle est menaçante, et l'on doit toujours le craindre, il faut s'efforcer de la prévenir.

D'une façon générale, on peut dire que l'ankylose d'origine rhumatismale doit toujours être combattue, car elle n'est pas, comme dans certaines autres affections articulaires, les tumeurs blanches par exemple, une terminaison enviable. A cette règle nous ne voyons qu'une exception lorsqu'il s'agit d'ankylose complète et rectiligne siégeant au membre inférieur. Nous y reviendrons à propos des indications des méthodes applicables aux ankyloses complètes.

Étudions d'abord le traitement de l'ankylose à ses débuts. Il a une très grande importance, car il permet d'enrayer la marche rapide et insidieuse de l'ankylose rhumatismale, c'est-à-dire d'éviter des infirmités graves pouvant nécessiter des interventions très sérieuses.

Le traitement préventif de l'ankylose, qui est en même temps le traitement curatif des simples raideurs articulaires, consistera surtout dans la mobilisation des articulations. Les frictions, l'hydrothérapie, le massage ne sont pas à dédaigner; nous les considérons comme des adjuvants très utiles. Les frictions huileuses ou calmantes, les bains sulfureux, les bains de vapeur, les douches, les fumigations assouplissent les tissus et facilitent la mobilisation. La parésie, l'atrophie musculaires, qui se produisent parfois si rapidement après une attaque de rhumatisme articulaire aigu, seront combattues avantageusement par l'électrisation (courants induits), et le massage sous ses différentes formes (frictions légères ou fortes, pétrissage, percussions).

La mobilisation est la partie essentielle du traitement et pourrait presque constituer tout le traitement. Aussi, il importe de l'étudier et de déterminer le moment opportun, la façon de l'appliquer.

D'abord, à quel moment faut-il mobiliser les articulations enraidies par le rhumatisme articulaire aigu ou subaigu ?

Il faut évidemment attendre que l'arthropathie rhumatismale ne soit plus à l'état aigu, car les tentatives de mobilisation faites à ce moment augmenteraient les phénomènes de l'arthrite sans aucun profit pour la mobilité de la jointure. Mais devra-t-on attendre que tout processus inflammatoire soit absolument éteint ? A notre avis, il ne faut pas pousser si loin la temporisation. Dès que la fièvre et les douleurs spontanées auront disparu, on pourra commencer à mobiliser prudemment et méthodiquement les articulations.

Quand on a affaire à une arthrite aiguë franchement inflammatoire, qui peut suppurer, ou encore à une tumeur blanche, une mobilisation intempestive peut amener des accidents très graves, qu'il faut éviter à tout prix ; mieux vaudrait encore risquer l'ankylose.

Au contraire, lorsqu'il s'agit du rhumatisme, une mobilisation hâtive ne peut produire que le retour de l'arthropathie aiguë, évidemment fâcheuse, mais moins grave encore que l'ankylose. Il faut donc éviter autant que possible de réveiller les déterminations articulaires aiguës, mais il ne faut pas que cette crainte fasse reculer l'intervention jusqu'à la production de raideurs plus difficiles à vaincre, jusqu'à l'ankylose.

Ainsi dès que les accidents aigus seront calmés, on mobilisera les articulalions enraidies.

Comment fera-t-on cette mobilisation ?

Lorsqu'on aura affaire à de simples raideurs articulaires, et c'est le cas que nous envisageons en ce moment, la mobilisation faite avec les mains et sans anesthésie suffira généralement. Le chirurgien fera exécuter à l'articulation enraidie tous les mouvements dont elle est susceptible à l'état normal. Il procédera avec douceur, et, s'il éprouve une résistance assez considérable, il ne cherchera pas à obtenir en une seule séance les mouvements les plus étendus ; il s'efforcera seulement d'augmenter leur amplitude chaque jour afin d'arriver progressivement au résultat cherché.

D'autre part, il ne suspendra pas ses tentatives de mobilisation dès que le patient accusera de la douleur, car le retour des mouvements ne pourra se faire sans souffrance, et si les mouvements lents sont insuffisants, il n'hésitera pas à imprimer une ou plusieurs impulsions brusques, mais modérées.

Quand la jointure aura recouvré sa mobilité normale, il faudra encore l'entretenir en continuant les mêmes manipulations. Le malade pourra contribuer activement à sa guérison en faisant exécuter lui-même à ses articulations tous les mouvements reconquis. Mais le chirurgien devra toujours s'assurer que la mobilité reste bien complète, car le malade ne fait jouer ses articulations que dans les limites où il n'éprouve pas de douleur, et, livré à lui-même, il pourrait de nouveau se laisser ankyloser.

Les machines inventées par Bonnet pour la mobilisation des articulations, machines mues par le malade lui-même, pourraient évidemment rendre des services. Mais leur emploi deviendrait bien coûteux et bien compliqué lorsque plusieurs articulations sont enraidies, ce qui se produit généralement après le rhumatisme. La même surveillance active serait nécessaire de la part du chirurgien que dans la mobilisation manuelle.

Nous avons dit qu'on utiliserait avec avantage l'action

adjuvante des bains, du massage, etc. Nous n'y revenons pas.

Ces manœuvres simples ne suffiront plus dès que les raideurs seront plus accentuées. On devra toujours y avoir recours d'abord avant d'employer des procédés plus puissants et plus dangereux. Mais il pourra se faire que des adhérences déjà trop solides résistent aux efforts du chirurgien ; ou bien seulement le malade trop pusillanime ne se prêtera pas à ce traitement douloureux ; si l'articulation enraidie est commandée par des muscles puissants, ceux-ci pourront se contracter même involontairement sous l'influence de la douleur et il faudrait alors pour les vaincre une force considérable dont l'application ne serait pas sans dangers.

Lorsque, pour l'une ou pour l'autre de ces raisons, on n'aura pas obtenu un résultat satisfaisant de la mobilisation progressive simple, on aura recours à la mobilisation sous le chloroforme qui supprime la douleur et la contraction musculaire.

Nous passons alors, si l'on veut, du traitement préventif au traitement curatif de l'ankylose. Mais remarquons que, si le traitement curatif des raideurs articulaires est en même temps le traitement préventif de l'ankylose, le traitement curatif de l'ankylose commençante constituera le traitement préventif de l'ankylose confirmée.

La chloroformisation, dont il faut toujours user avec circonspection, est passible ici d'une objection sérieuse : le rhumatisme articulaire aigu laisse plus souvent encore sur l'endocarde que sur les articulations des reliquats importants. Et l'on sait que l'administration du chloroforme présente des dangers spéciaux chez les cardiaques.

Mais la possibilité de ces accidents ne doit pas faire renoncer à l'emploi du chloroforme lorsqu'il est nécessaire pour la mobilisation des articulations. On ne le donnera que quand on n'aura pas réussi sans anesthésie et surtout on le donnera avec beaucoup de précaution : on surveillera attentivement l'état du pouls et du visage, la respiration ; on suspendra les inhalations à la moindre alerte et l'on aura à sa portée de l'éther, une seringue de Pravaz, une machine électrique, une compresse mouillée, une pince à langue ; en un mot, on se tiendra prêt à combattre les accidents qui peuvent survenir. Moyennant ces précautions, l'anesthésie ne présentera pas de grands dangers et rendra des services très importants.

La mobilisation sera donc faite sous le chloroforme. On la fera encore, autant que possible, avec les mains ; seulement, comme il importe de ne pas renouveler sans raisons sérieuses la chloroformisation, on agira plus énergiquement et il faudra s'efforcer de rendre à l'articulation toute l'amplitude de ses mouvements physiologiques en une seule séance. Cette tâche sera d'ailleurs facilitée par la résolution musculaire. Toutefois, il faudra proportionner ses efforts à la résistance rencontrée et ne pas se proposer comme une règle absolue de la vaincre en une fois ; mieux vaut encore endormir le malade une seconde et même une troisième fois, que d'employer une force capable de produire des accidents. Avec M. Ollier (1), nous dirons qu'on peut pratiquer la mobilisation brusque avec les mains toutes les fois que l'ankylose cède aux efforts d'un homme de force moyenne.

Après la mobilisation brusque, il faut imprimer chaque jour à la jointure des mouvements lents méthodiques pour conserver la mobilité, car, sans ces manœuvres, les adhérences rompues se reformeraient infailliblement et la raideur persisterait ou même s'accentuerait.

Après la séance de mouvement forcé, le malade souffre d'abord un peu, mais cette douleur ne tarde pas à se calmer. Le lendemain, l'articulation est redevenue presque aussi raide qu'auparavant; mais si on a recours aux bains, au massage et surtout à la mobilisation lente et méthodique, on regagne promptement la mobilité perdue.

Si, les jours suivants, on constatait un retour de l'arthropathie aiguë avec fièvre et douleurs spontanées persistantes, on suspendrait bien entendu la mobilisation; il serait même bon d'immobiliser le membre dans une gouttière et de comprimer légèrement la jointure. Mais il ne faudrait pas prolonger trop l'immobilisation, sous peine de voir la raideur augmenter. D'ailleurs, en général, les phénomènes consécutifs se bornent à la douleur et à la raideur passagères que nous avons signalées, lesquelles ne doivent pas faire interrompre la mobilisation.

Les procédés que nous venons d'étudier sont appli-

(1) Art. Ankylose, in *Dict. encycl. des sc. méd.*

cables aux raideurs articulaires et à l'ankylose commençante, qu'elles soient accompagnées ou non d'attitude vicieuse. Il faut seulement que les résistances qui s'opposent aux mouvements de la jointure ne soient pas trop fortes. Lorsqu'il y a des adhérences fibreuses ou osseuses avec rétraction permanente des muscles, il faut employer des moyens plus énergiques : redressement brusque ou lent avec les machines, précédé ou non de sections tendineuses. Enfin s'il y a fusion osseuse complète, il faudra recourir à l'ostéoclasie ou à l'ostéotomie, à la résection articulaire.

De ces méthodes de traitement nous n'avons rien à dire, car elles sont toujours les mêmes, qu'elles s'adressent à une ankylose rhumatismale ou à une ankylose de toute autre origine. Chacune d'elles aura ses indications particulières tirées de l'examen de la jointure et des tissus périarticulaires.

Nous remarquerons seulement que le redressement brusque sera généralement préférable au redressement lent : celui-ci, en effet, pourrait être souvent inefficace à cause de la solidité des adhérences, compliqué à cause du nombre des articulations atteintes qui demandent chacune un appareil spécial. D'ailleurs, en employant le redressement brusque, on n'aura pas à craindre la rupture des os, qui ne sont pas fragiles, de la peau, qui est indemne, ni des vaisseaux et nerfs qui n'ont pas été trouvés rétractés.

Quant à l'intervention dans le cas de fusion osseuse complète, elle peut être discutée quand l'ankylose ne s'est pas faite en position vicieuse et qu'elle siège au membre inférieur, où la mobilité est beaucoup moins utile qu'au membre supérieur.

Étant données les difficultés que présente la conservation de la mobilité d'une articulation réséquée, on pourra hésiter à pratiquer une opération de cette gravité, d'autant plus que l'on a affaire à une infirmité compromettant les fonctions du membre, mais non à une affection articulaire compromettant la vie.

Dans tous les autres cas, l'intervention nous paraît s'imposer.

Lorsque l'ankylose a été détruite par l'un des procédés que nous venons de signaler, c'est encore par la mobilisation qu'on l'empêchera de se reproduire. Malgré une mobilisation méthodique et prolongée, il sera quelquefois difficile de conserver la mobilité de l'articulation. Mais ce cas sort de notre sujet.

Ce que nous avons voulu étudier c'est la mobilisation hâtive des articulations comme moyen préventif de l'ankylose après l'attaque de rhumatisme articulaire aigu. Les observations suivantes montreront l'efficacité de ce traitement.

Observation V (Personnelle).

Georges D..., âgé de 38 ans, comptable, entre le 17 mai 1892 salle Saint-Pierre, pour des raideurs articulaires consécutives à un rhumatisme articulaire aigu.

Rien d'intéressant à noter dans ses antécédents héréditaires, sauf que son père était rhumatisant.

Cet homme a eu une fièvre typhoïde à 21 ans, une bronchite à 22 ans.

Il avait eu à 19 ans une première attaque de rhumatisme articulaire aigu, fébrile, qui a atteint toutes les articulations, a duré six semaines, puis a disparu sans laisser de traces.

Au mois de janvier 1892, il a été repris de rhumatisme articulaire aigu qui débuta dans le genou droit, puis se généralisa. La fièvre, les douleurs, le gonflement durèrent deux mois; après la défervescence les phénomènes locaux persistèrent quoique atténués, dans les articulations des membres supérieurs, surtout du côté droit. C'est au commencement du mois de mars que le malade commença à s'apercevoir de raideurs et de faiblesse dans les épaules et dans les mains. Des frictions et une dizaine de bains sulfureux n'apportèrent pas d'amélioration à ces raideurs articulaires, qui ne firent que s'accentuer.

Au moment de son entrée à l'hôpital, le malade présente une immobilité presque complète de l'articulation de l'épaule et des articulations de la main du côté droit; le coude et le poignet sont parfaitement mobiles, mais les articulations métacarpo-phalangiennes et interphalangiennes sont à peine susceptibles de quelques mouvements très limités. Le membre supérieur gauche présente les mêmes symptômes, mais à un degré moins avancé.

Les mouvements spontanés ou provoqués déterminent une douleur très vive, au repos aucune douleur, pas de gonflement.

On constate une atrophie très marquée du grand pectoral et du deltoïde; les éminences thénar et hypothénar n'existent pour ainsi dire plus à droite. Les mêmes muscles sont atrophiés à gauche, mais beaucoup moins.

Pas de lésion du cœur appréciable.

Le 19 mai, M. Leprévost mobilise, sous le chloroforme, toutes les articulations enraidies. Pendant cette opération, assez pénible, de nombreux craquements se font entendre, surtout du côté droit.

Le lendemain, la main droite présente un peu de gonflement et ne peut être mobilisée qu'au prix de grandes douleurs pour le malade; l'épaule droite peut être mobilisée assez facilement, malgré quelques douleurs. Du côté gauche les mouvements sont faciles et peu douloureux.

Le 21 mai, les mouvements de la main droite sont encore assez douloureux; le gonflement a diminué, mais n'a pas disparu complètement. Toutes les autres articulations sont souples et nullement douloureuses. Le malade exerce lui-même ses articulations. Il sort de l'hôpital le 22 mai; il revient tous les deux jours se faire masser et électriser, la mobilité des jointures est surveillée avec soin, elle persiste complète; au bout de trois semaines, les muscles ont presque repris leur état normal; les mouvements se font bien et le sujet reprend ses fonctions de comptable.

Observation VI (Personnelle).

Joseph G..., âgé de 18 ans, marin, demeurant à Honfleur, n'avait jamais été malade jusqu'au moment où il fut pris, il y a huit mois environ, d'un rhumatisme articulaire localisé d'abord à la cheville du pied gauche : le cou-de-pied était enflé, rouge et douloureux ; les douleurs n'étaient pas très violentes et n'empêchaient pas le malade de se lever, mais rendaient la marche impossible. Le malade ne croit pas avoir eu de fièvre à ce moment-là.

Au bout d'une quizaine de jours il eut une épistaxis abondante, qui l'affaiblit assez, dit-il, pour le forcer à rester couché pendant plusieurs jours. Sur ces entrefaites, son rhumatisme gagna successivement à peu près toutes les articulations des membres et celles de la mâchoire inférieure ; chacune d'elles présenta tous les signes de l'arthropathie aiguë : douleurs beaucoup plus vives qu'au début, rougeur, gonflement ; il y eut même dans le genou gauche un épanchement, probablement peu abondant, qui se résorba spontanément. Le malade avait de la fièvre et gardait le lit. Cet état dura environ six semaines, puis les phénomènes s'amendèrent, la fièvre cessa ; les douleurs subsistèrent encore quelque temps à l'état subaigu, presque nulles au repos, mais réveillées par les mouvements et la marche. Le malade leur attribua d'abord la gêne croissante qu'il éprouvait à mouvoir ses membres et sa mâchoire; et il attendit.

Depuis cinq mois environ il ne peut plus se servir de ses bras ; il peut encore fléchir et étendre légèrement l'avant-bras sur le bras, plier un peu le poignet et les doigts, mais ces mouvements sont fort limités, difficiles et douloureux ; quant à l'épaule, elle est presque totalement immobilisée.

Ces raideurs sont à peu près semblables des deux côtés ; cependant la main droite a moins de force que la main gauche, bien que le malade ne soit pas gaucher.

Les muscles grands pectoraux et deltoïdes sont considérablement atrophiés, les bras sont minces, les mains plates.

Toutes les articulations des membres inférieurs sont notablement enraidies, surtout les articulations coxo-fémorales; mais les mouvements sont moins limités qu'au membre supérieur et l'atrophie musculaire moins marquée.

L'articulation temporo-maxillaire est ankylosée au point que pour faire manger le malade il faut lui ouvrir la bouche, et encore ce mouvement est très limité : l'écartement des arcades dentaires n'atteint pas un centimètre. La mastication est presque impossible et l'alimentation doit être presque exclusivement liquide. Le malade ne parle que difficilement.

Le 18 août, M. Leprévost mobilise, sous le chloroforme, toutes les articulations à l'aide des mains seulement, sauf l'articulation de la mâchoire inférieure, pour laquelle il se sert d'un ouvre-bouche composé de deux lames articulées qui s'écartent au moyen d'une vis.

La chloroformisation n'a donné lieu à aucun accident quoiqu'il y eût un léger souffle systolique à la pointe du cœur.

Les jours suivants, les articulations sont encores raides, douloureuses quand on les mobilise ; mais bientôt la douleur disparaît et les mouvements deviennent plus faciles. La mobilisation est faite soigneusement, les muscles atrophiés sont massés et électrisés. Au bout de quinze jours l'amélioration est si grande que le malade veut retourner à Honfleur, où il continuera à mobiliser ses articulations et à se faire électriser. Il marche encore difficilement ; il se sert assez bien de ses bras pour s'habiller et manger seul, mais il n'a pas encore beaucoup de force ; il parle facilement et commence à manger quelques aliments solides.

Si l'on se reporte à l'observation I, on remarquera que les articulations les moins ankylosées se sont bien trouvées d'une mobilisation même tardive et que celle-ci, après la résection du poignet, a combattu encore victorieusement l'ankylose menaçante sous l'influence de nouvelles poussées rhumatismales.

Pour ne rien omettre du traitement de l'ankylose rhumatismale, nous indiquerons en terminant un complément fort utile de ce traitement : les eaux minérales d'Aix, Uriage, Barrèges, Néris, qui en s'adressant à la diathèse rhumatismale lutteront avec avantage contre l'ankylose.

CONCLUSION

En résumé, les formes aiguë et subaiguë du rhumatisme articulaire peuvent laisser après elles non seulement des raideurs articulaires, mais de l'ankylose.

Cette infirmité grave peut être combattue avec succès par une mobilisation précoce des articulations atteintes, qui, loin d'être nuisible, prévient l'ankylose et abrège l'impotence fonctionnelle.

C'est du moins ce que nous croyons avoir démontré.

Notre conclusion sera donc la suivante : Le médecin ne devra jamais abandonner un rhumatisant avant qu'il ait retrouvé le fonctionnement intégral de ses articulations, et il pratiquera la mobilisation méthodique à la moindre menace de raideurs.

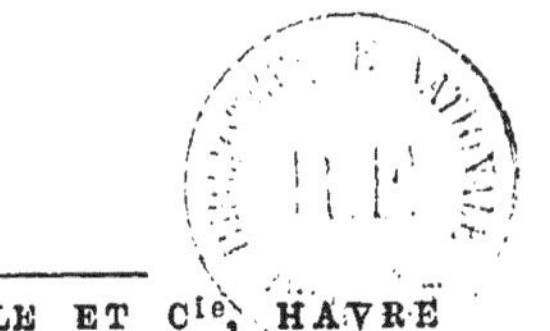

IMPRIMERIE LEMALE ET Cie, HAVRE

www.ingramcontent.com/pod-product-compliance
Ingram Content Group UK Ltd.
Pitfield, Milton Keynes, MK11 3LW, UK
UKHW020414220726
13923UKWH00004B/1948

9 782019 285760